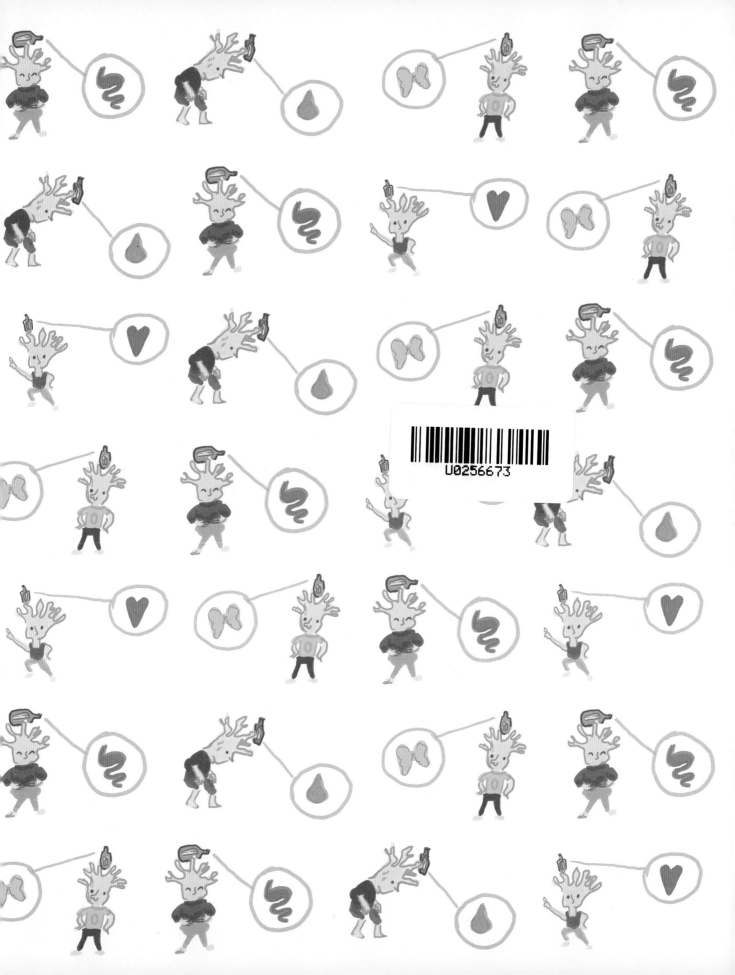

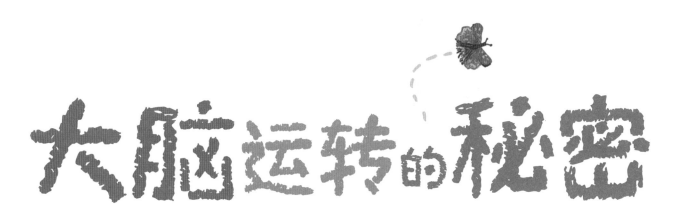

大脑运转的秘密

〔意〕马尔塞洛·图尔科尼 著　〔意〕阿莱格拉·阿利亚尔迪 绘　袁茵 译

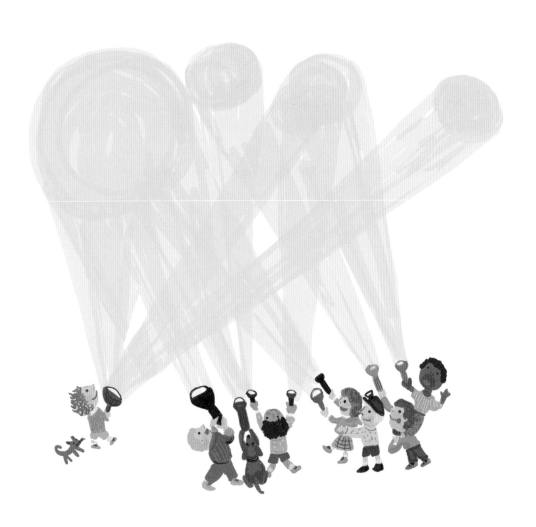

晨光出版社

脑袋里的宝藏！

大脑的尺寸、结构、功能分区与大脑半球

也许你从来都没有意识到，我们每个人的脑袋里都藏着一个无价之宝。

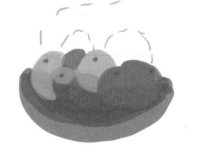

事实上，在你脑袋里（也就是在头发、头皮和头骨下面）有这样一个器官，虽然它的个头比西柚大不了多少，却在我们的身体中占据了举足轻重的地位，甚至算得上是人体最重要的器官，它就是大脑！

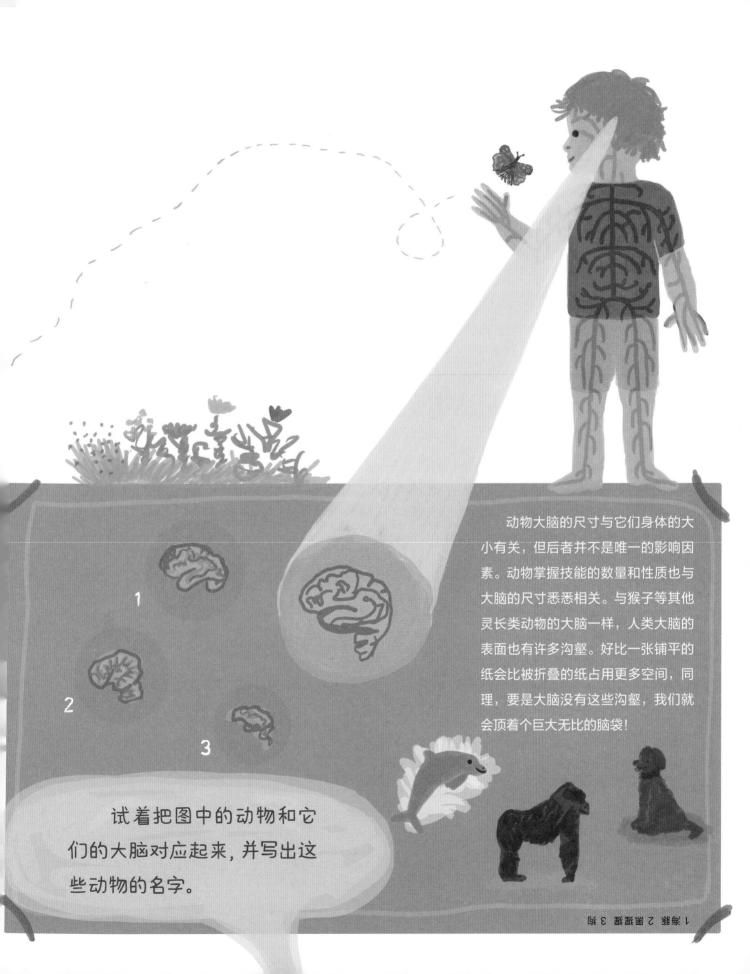

动物大脑的尺寸与它们身体的大小有关，但后者并不是唯一的影响因素。动物掌握技能的数量和性质也与大脑的尺寸悉悉相关。与猴子等其他灵长类动物的大脑一样，人类大脑的表面也有许多沟壑。好比一张铺平的纸会比被折叠的纸占用更多空间，同理，要是大脑没有这些沟壑，我们就会顶着个巨大无比的脑袋！

1

2

3

试着把图中的动物和它们的大脑对应起来，并写出这些动物的名字。

正因为有了大脑，我们才能够进行思考、解决问题、发明新工具、理解复杂的概念……

你也许不知道，大脑是我们身体一切行动的负责人：大脑指挥肌肉，让我们能够行走、做各种各样的动作；大脑通过收集、分析外部世界给出的信号，使我们能够看到乌鸦在草坪上蹦蹦跳跳，听懂一首歌曲的含义，品尝出果汁的美味，闻到刚出炉的披萨的香味，触摸到叶片的光滑和树皮的粗糙，感受到天气是炎热还是寒冷……

大脑是如何帮助我们做出各式动作，让我们听到各种声音的呢? 马上为你揭秘!

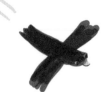

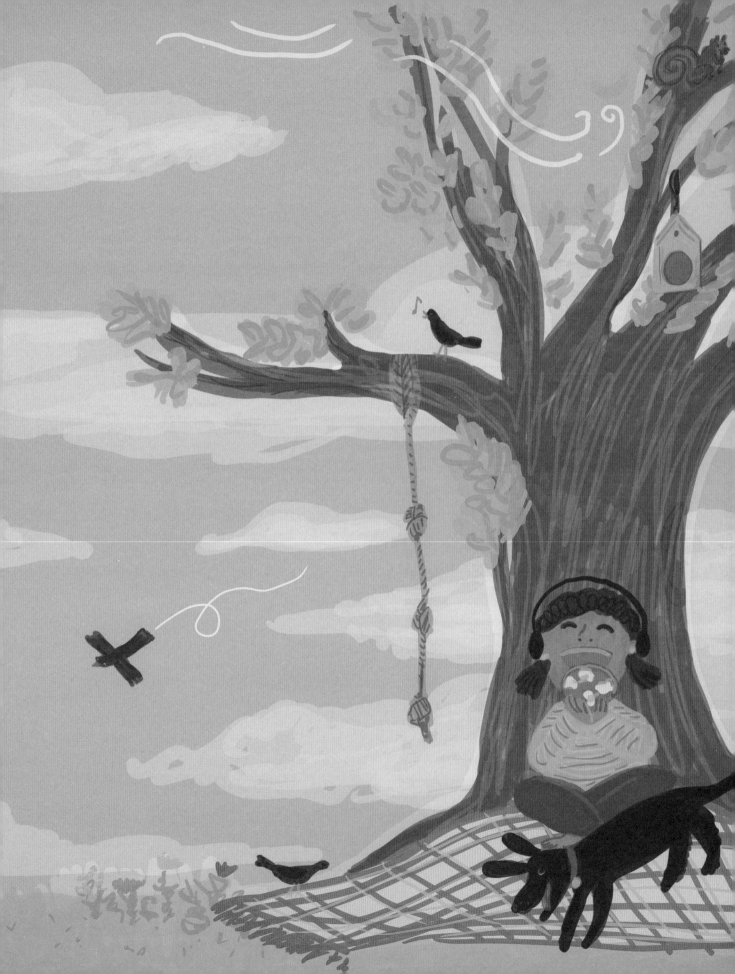

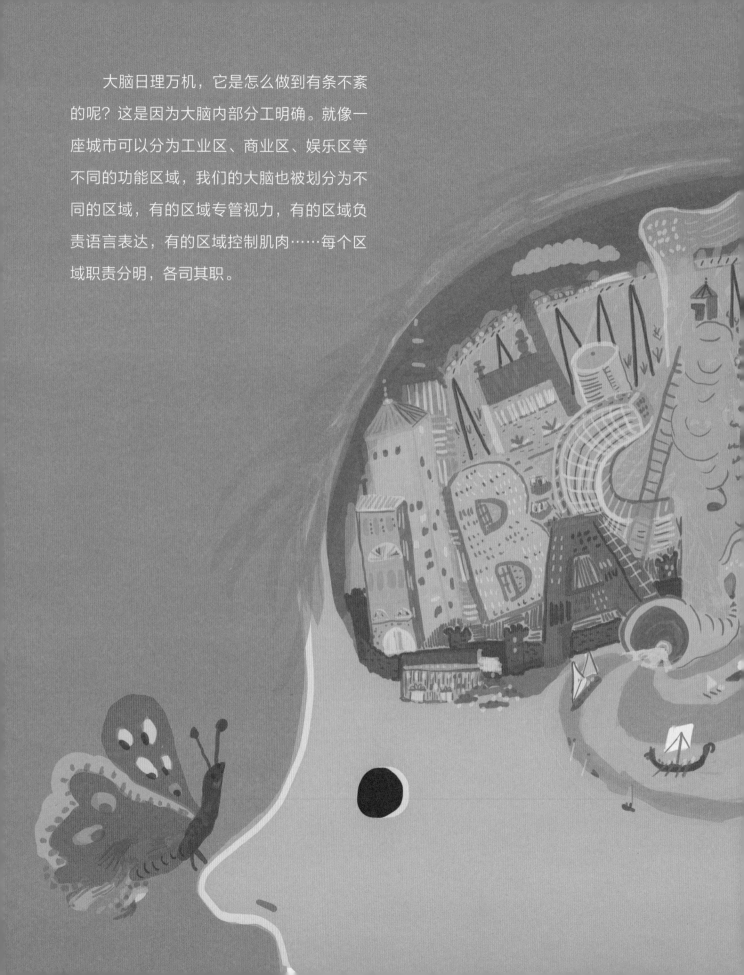

大脑日理万机，它是怎么做到有条不紊的呢？这是因为大脑内部分工明确。就像一座城市可以分为工业区、商业区、娱乐区等不同的功能区域，我们的大脑也被划分为不同的区域，有的区域专管视力，有的区域负责语言表达，有的区域控制肌肉……每个区域职责分明，各司其职。

人类和其他哺乳动物的大脑都可以被分为两部分，也就是大脑的左右半球。这两部分非常相似，其中对称分布着各种分区（如动作分区、触觉分区等）。出乎意料的是，我们的身体其实是由对侧的大脑分区控制的。举个例子，你需要激活左脑中的运动分区来抬起右手，反之也是如此！

左脑　　　　　　右脑

左手　　　　　　右手

每一个大脑分区中都居住着无数个"小居民"，它们高速工作，一刻不休（甚至在我们睡觉时它们都还在工作），正是这些"小居民"让我们几乎无所不能。它们就是神经元。

我是这座城市的居民，你能猜到我是谁吗？

大脑里的居民

神经元与神经递质

人体的各个部位是由无数微小的、无法用肉眼看到的成分组成的，也就是"细胞"。

每一个细胞都是独立的个体，它能够完全自主地进行独立工作。根据所处位置的不同，每个细胞都有自己的特殊功能：肌肉细胞可以通过伸长或者缩短来完成不同的动作，血细胞能将氧气从肺部输送到身体的不同部位，皮肤细胞则能保护我们免受外部环境的伤害，等等。

肌肉细胞

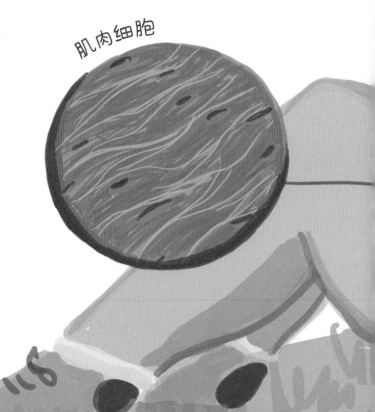

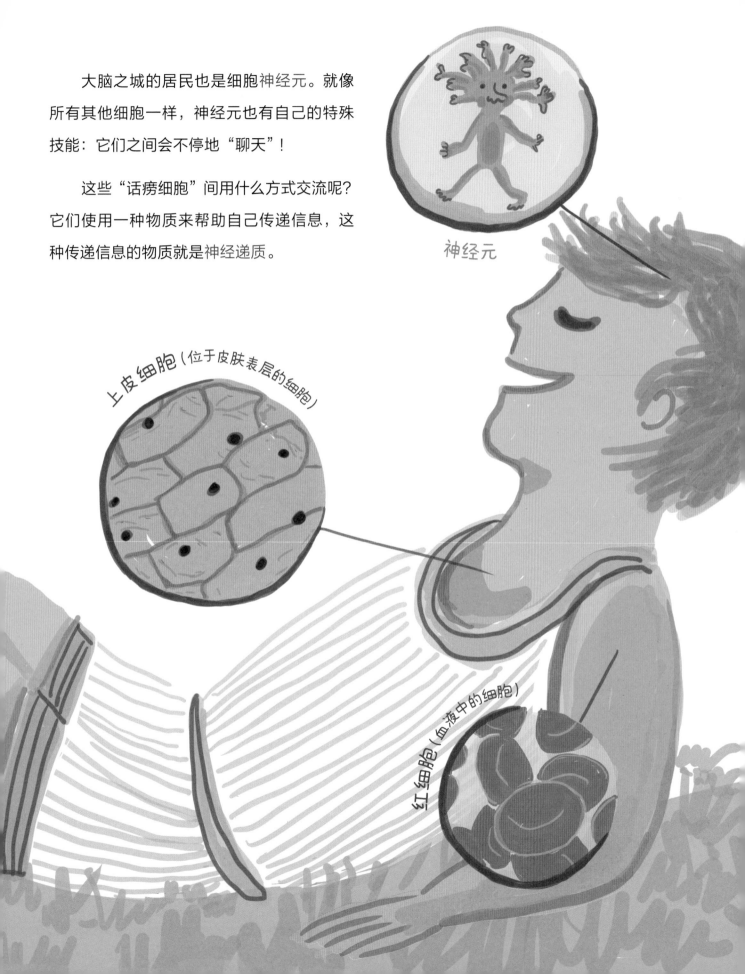

大脑之城的居民也是细胞神经元。就像所有其他细胞一样，神经元也有自己的特殊技能：它们之间会不停地"聊天"！

这些"话痨细胞"间用什么方式交流呢？它们使用一种物质来帮助自己传递信息，这种传递信息的物质就是神经递质。

神经元

上皮细胞（位于皮肤表层的细胞）

红细胞（血液中的细胞）

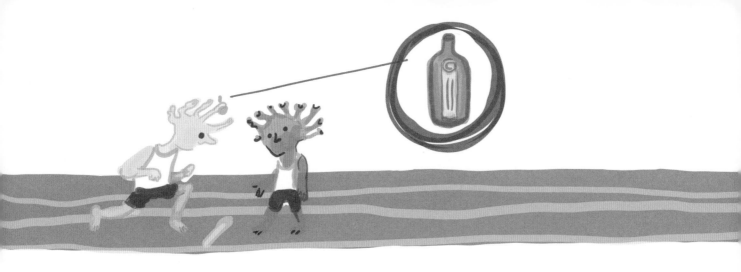

运动员在接力赛中要传递接力棒，而神经元们也会通过传递神经递质来与其他的神经元沟通。神经元会阅读和翻译神经递质携带的信息。之后，它要么闭口不言，要么将神经递质传递给其他神经元。

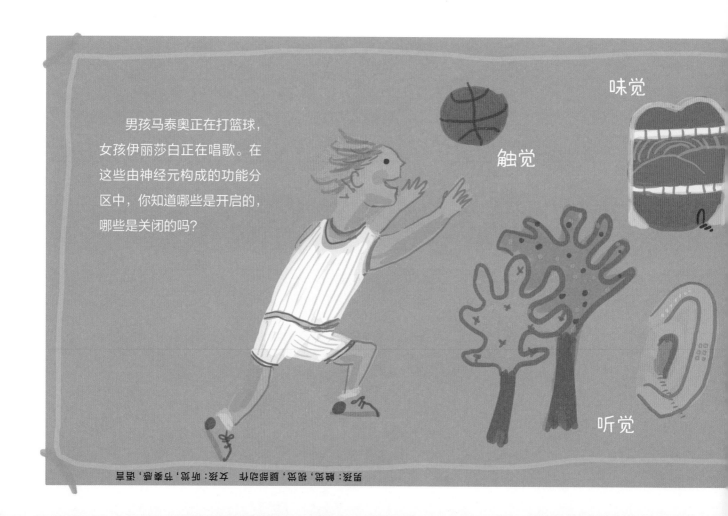

男孩马泰奥正在打篮球，女孩伊丽莎白正在唱歌。在这些由神经元构成的功能分区中，你知道哪些是开启的，哪些是关闭的吗？

味觉

触觉

听觉

男孩：肌肉、视觉、触觉、平衡动作 女孩：听觉、节奏记忆、唱歌

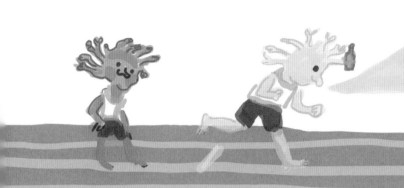

我才刚停下来，但这个神经递质让我再次出发！

每一天，每一刻，我们身体里的神经元都会有的关闭，有的开启，它们的开关状态取决于我们要做什么。举个例子，如果我们闭着眼睛唱歌，那么大脑中负责视觉的神经元就会处于关闭的状态。为了给我们提词，大脑中那些掌管语言和记忆的神经元，以及负责调动嘴部肌肉的神经元都会变得活跃起来。

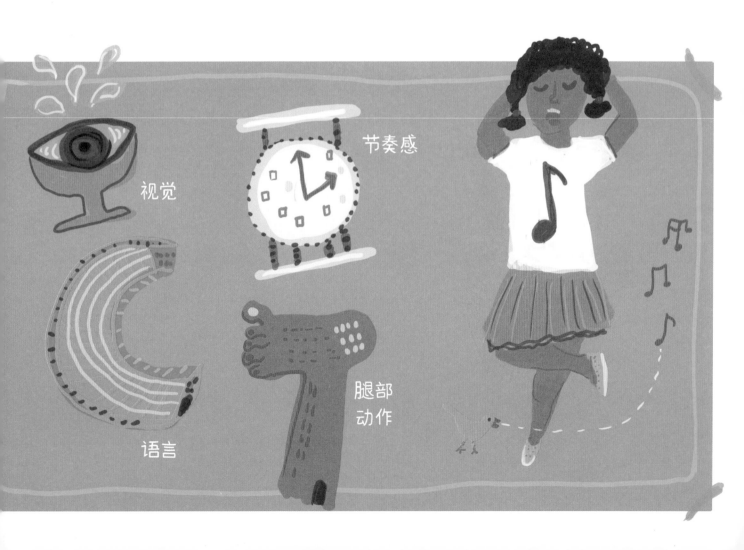

视觉

节奏感

语言

腿部动作

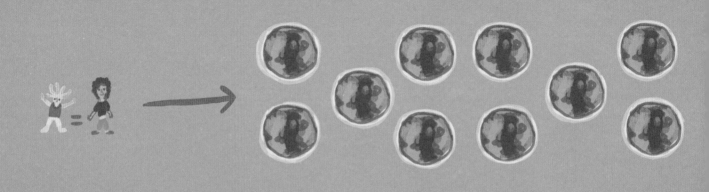

　　我们每个人脑中约有 860 亿个神经元。现在生活在地球上的人类还不到 80 亿，这样一想，你就会明白 860 亿是怎样的一个天文数字！如果我们每个人都代表一个神经元，那么至少需要 11 个地球才能容纳得下。

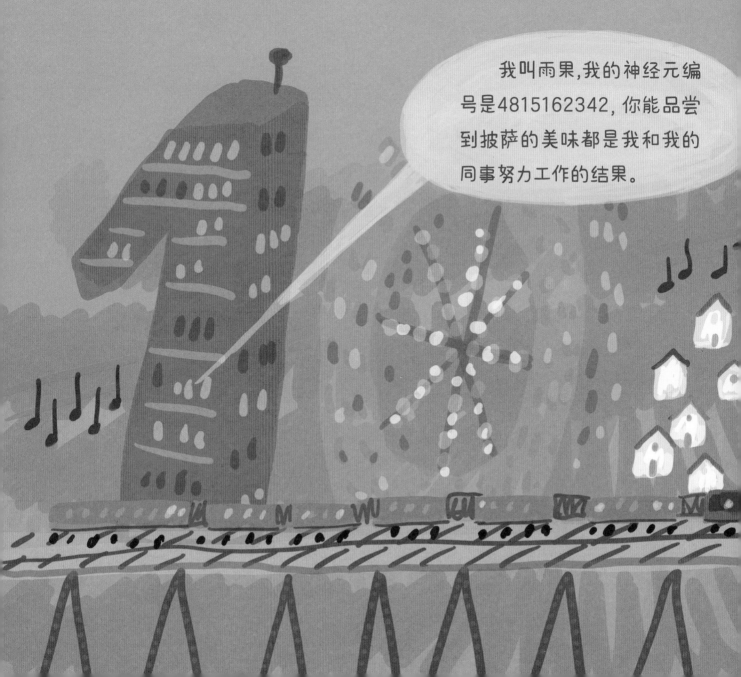

我叫雨果,我的神经元编号是4815162342,你能品尝到披萨的美味都是我和我的同事努力工作的结果。

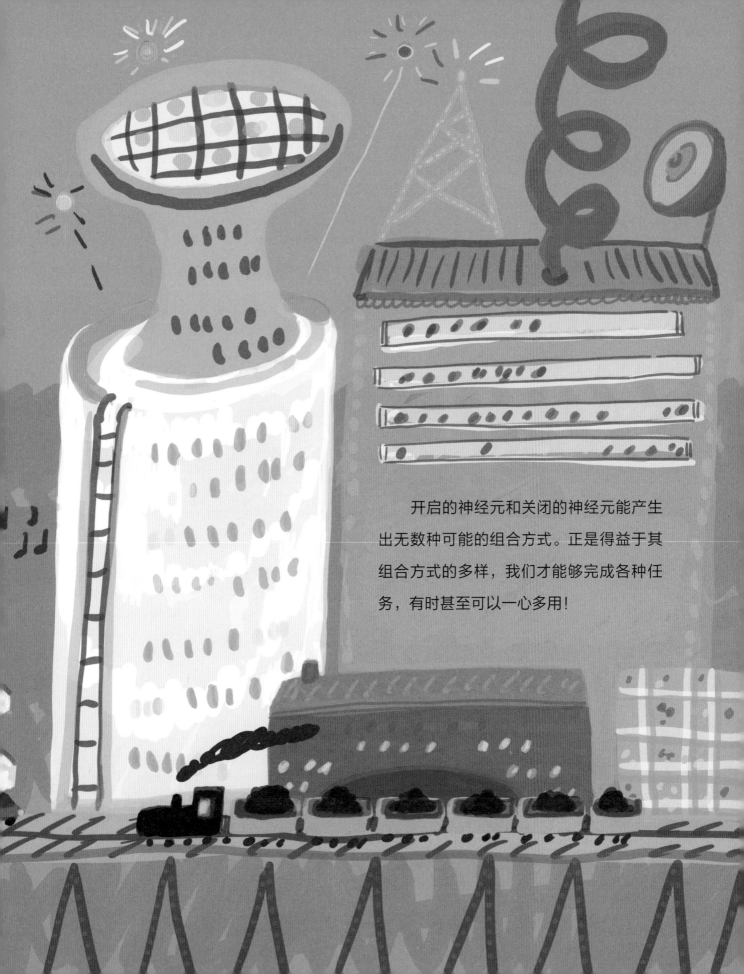

开启的神经元和关闭的神经元能产生出无数种可能的组合方式。正是得益于其组合方式的多样，我们才能够完成各种任务，有时甚至可以一心多用！

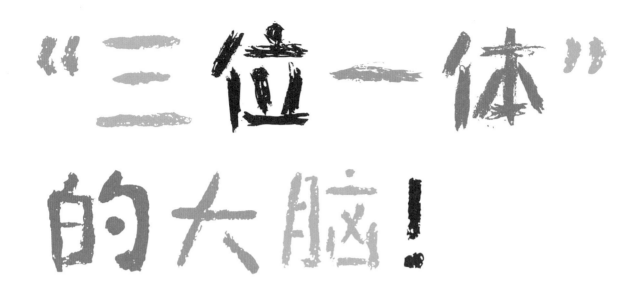

"三位一体"的大脑！

大脑中各区域的进化历程和功能

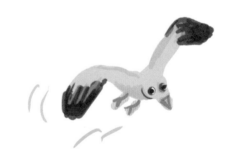

人类的身体是由什么构成的？答案似乎非常简单，只需看看其他人或者照镜子就可以回答：是由头、手臂、大腿等身体部位组成的。但我们没有尾巴、翅膀或鳍！

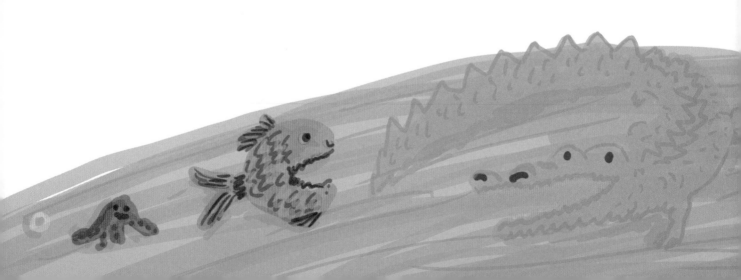

人类现在的样子是进化的结果，而使人类进化成现在这个样子的过程，早在恐龙出现之前就开始了。

进化遵循一个非常简单的原则：需要的东西保留，不需要的东西扔掉。人类不会长期生活在水中，因此，鳍对于人类毫无用处，而双腿却可以帮助我们行走。这就是为什么人类没有鳍，却长出了腿。

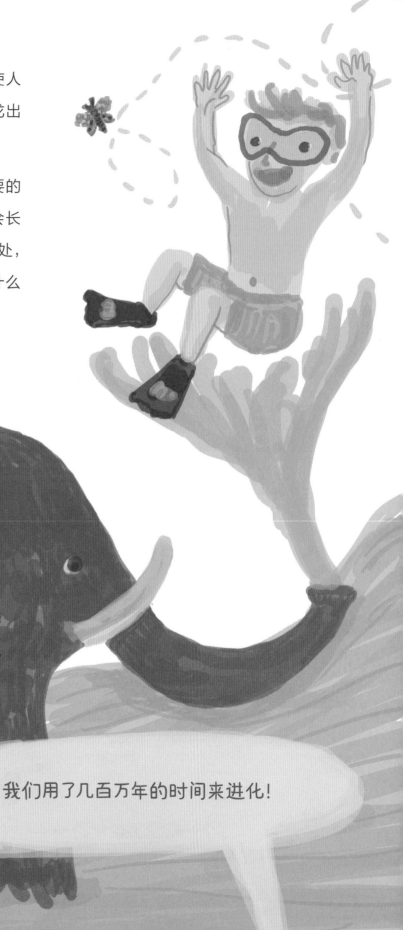

我们用了几百万年的时间来进化！

从进化论的角度来说，我们的身体上有一些部分的历史十分悠久。正因如此，我们可以在许多动物身上找到类似的部分。举个例子：哺乳动物、鸟类、鱼类和昆虫都有眼睛。

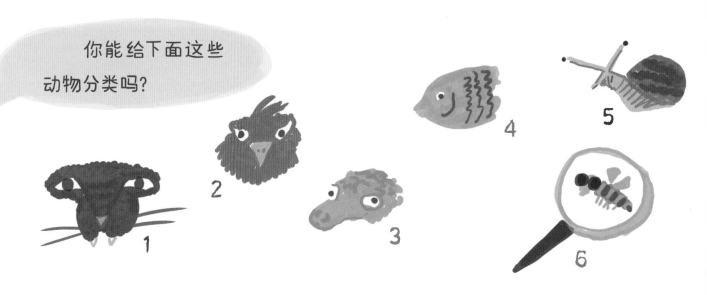

然而，也有一些身体器官或者身体结构是某种动物特有的：比如鸟的羽毛，鱼的鳞片，人类的双腿、手指、脚趾、皮肤和汗毛。从进化论的角度来看，这些是在更晚的时间进化出来的。

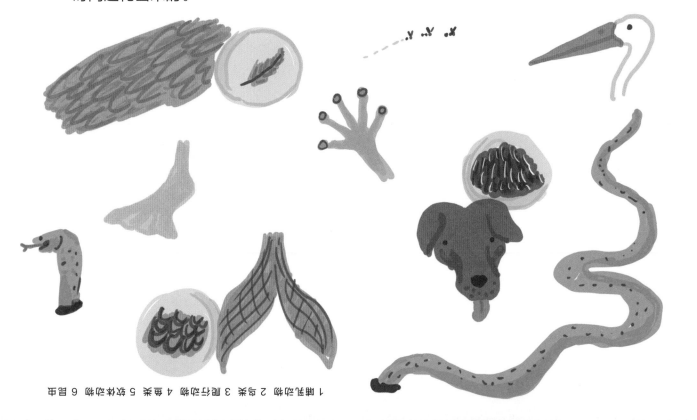

小镇通过开发新街区，可以摇身一变成为繁荣的大都市。同样的道理，人类大脑每发展出一个新功能区，就会赋予我们一些新能力。在进化过程中，人类的大脑变得越来越强大。

"爬行动物脑"是生物进化中最先出现的脑区，它不仅存在于人类大脑中，也存在于几乎所有动物的大脑中，而"新哺乳动物脑"则是大脑进化的结果。

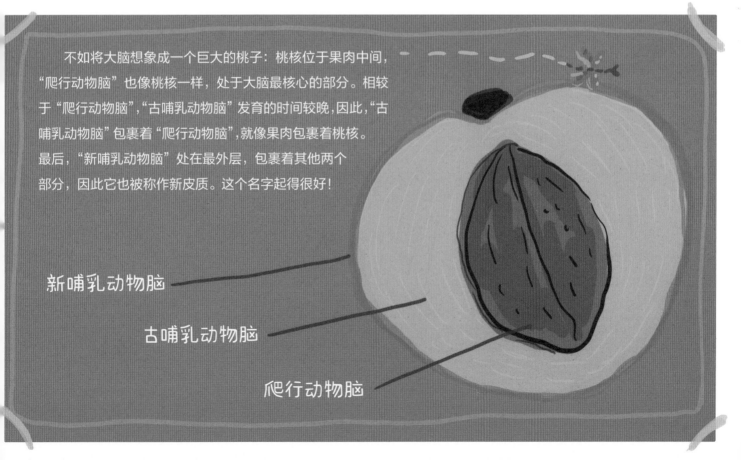

不如将大脑想象成一个巨大的桃子：桃核位于果肉中间，"爬行动物脑"也像桃核一样，处于大脑最核心的部分。相较于"爬行动物脑"，"古哺乳动物脑"发育的时间较晚，因此，"古哺乳动物脑"包裹着"爬行动物脑"，就像果肉包裹着桃核。最后，"新哺乳动物脑"处在最外层，包裹着其他两个部分，因此它也被称作新皮质。这个名字起得很好！

新哺乳动物脑

古哺乳动物脑

爬行动物脑

人类大脑最深处的部分与鱼和蜥蜴的大脑十分相似，这个部分被称作"爬行动物脑"。在"爬行动物脑"的控制下，人类按照本能行事，确保我们在遇到危险时能快速反应，保住生命。只有哺乳动物才有"古哺乳动物脑"，人类通过感官接收外界的信息，再将这些信息传递至大脑皮层，由大脑皮层负责加工信息，使人们产生感受和情感。

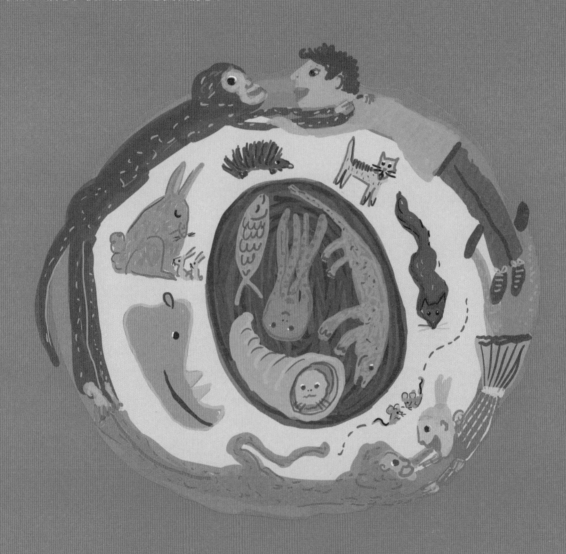

尽管很多动物的大脑都有新皮质这一结构，但人类大脑中的新皮质格外发达。新皮质又被分为不同的功能区域，在这些功能分区的掌控下，我们不仅可以自由行动，还可以对外部环境的信息做出反应，完成最困难的脑力工作：使用工具、阅读、写作、进行复杂的数学计算等。

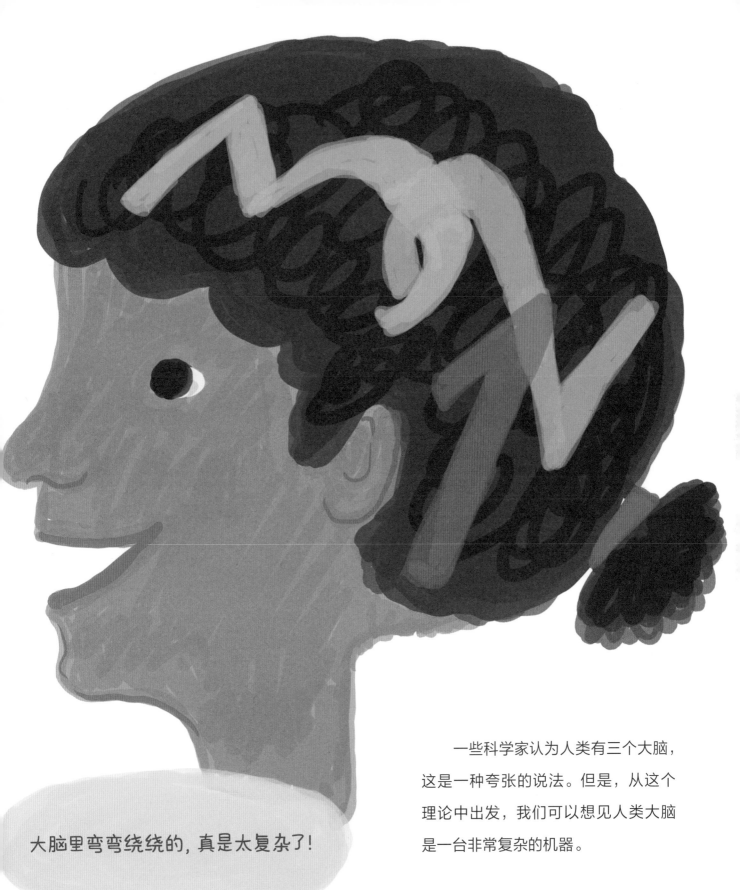

大脑里弯弯绕绕的，真是太复杂了！

一些科学家认为人类有三个大脑，这是一种夸张的说法。但是，从这个理论中出发，我们可以想见人类大脑是一台非常复杂的机器。

在你没有意识到的时候发生的改变

能量消耗与非自主性功能

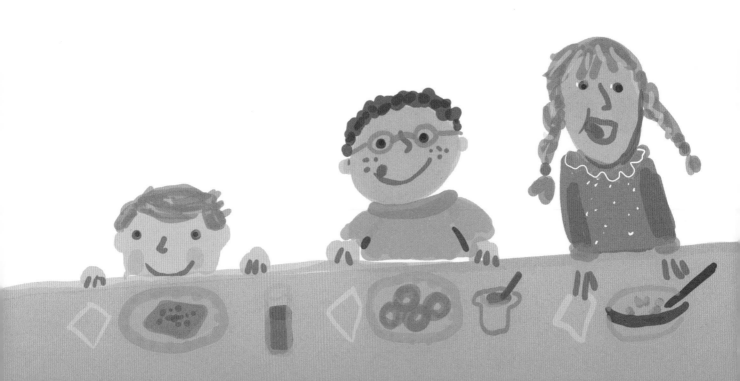

和身体的其他器官相比较，大脑是一个体积较小的器官，但它却是个不折不扣的"大胃王"：要消耗掉一个人一天摄入的所有能量的四分之一！

因此，一顿早饭或者午饭所摄入的食物大约仅能提供大脑这一个器官活动所需的能量。因此，我们需要在三餐之间吃点小零食，不然，几个小时的课程很有可能让我们的大脑电量不足。

早上7：30
到了给身体供能的时间了，大脑也不例外。

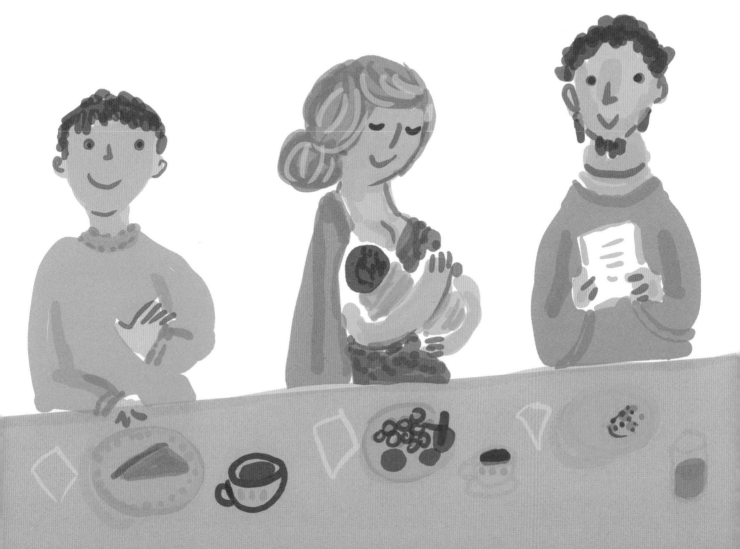

我们在处理数学问题或阅读文章时，大脑也在消耗能量。其实，这个器官从来没有彻底休息过，甚至在我们睡觉的时候它也在工作。大脑的大部分能量消耗都是用于维持基本活动。

基本活动也被称作大脑的非自主功能，是在大脑最内部的"爬行动物脑"中进行的，也就是大脑在无意识下完成的任务。这些基本活动都有什么呢？

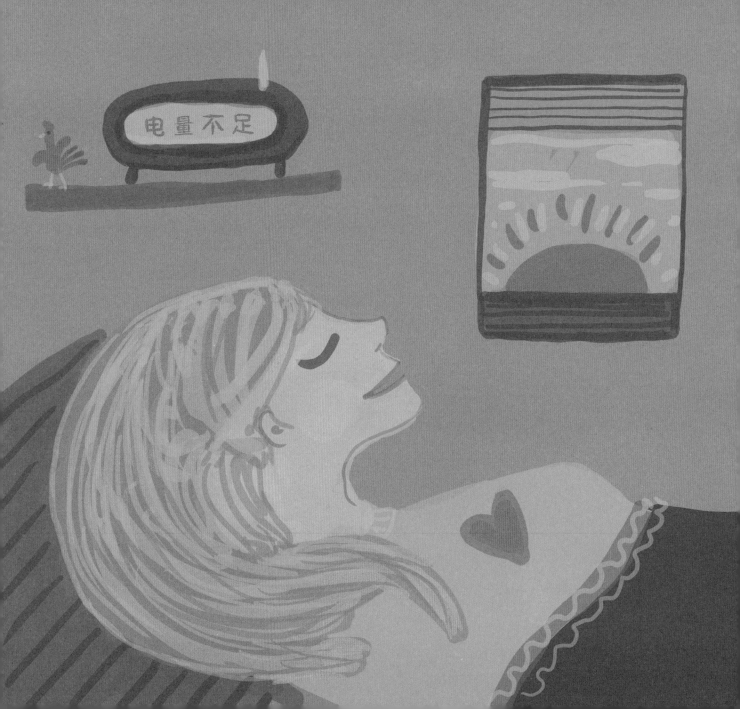

大脑最卓越的非自主性的功能便是维持心跳，这一功能至关重要。

心脏和泵的工作原理相似。心脏通过跳动将搭载着生命活动所需要的氧气和营养物质的血液输送到身体的各个部分。之后，血液将细胞产生的二氧化碳带回心脏，这些二氧化碳会在呼气时被排出体外。

心脏中的心肌细胞控制心脏的跳动，而大脑是影响心脏跳动频率的重要器官。大脑可以根据人正在做的事情以及所处的环境，决定心脏应该多长时间跳动一次。举个例子，与安静读书或者舒舒服服躺在沙发上相比，你在跑步或感受到恐惧等突如其来的强烈情绪时，心跳会明显加快。

大脑根据环境下达指令，再由神经递质负责传递指令，例如："快点跳""放慢速度"等。由此一来，大脑就影响了心脏跳动的频率。

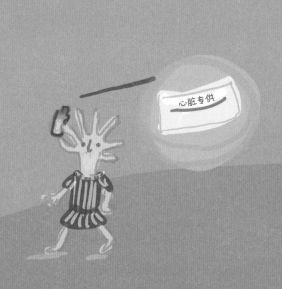

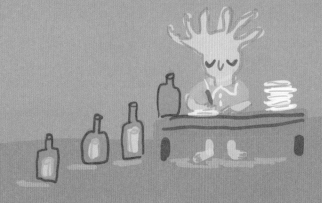

在我们的大脑中有一些干大事的神经元——为了维持人体的基础活动，它们每时每刻都在发送消息，兢兢业业，不知疲倦！

呼吸也是一项非自主性功能。你可以憋一会儿气，但是很快你就会忍不住继续呼吸。这是因为我们大脑的深处有一个开关，每当缺少氧气时，这个开关就会被自动打开，协调呼吸时所要用到的腹部和胸部的肌肉。根据我们所做事情的不同，呼吸也像心跳一样有着不同的频率，但我们很难注意到自己呼吸的频率是快还是慢。

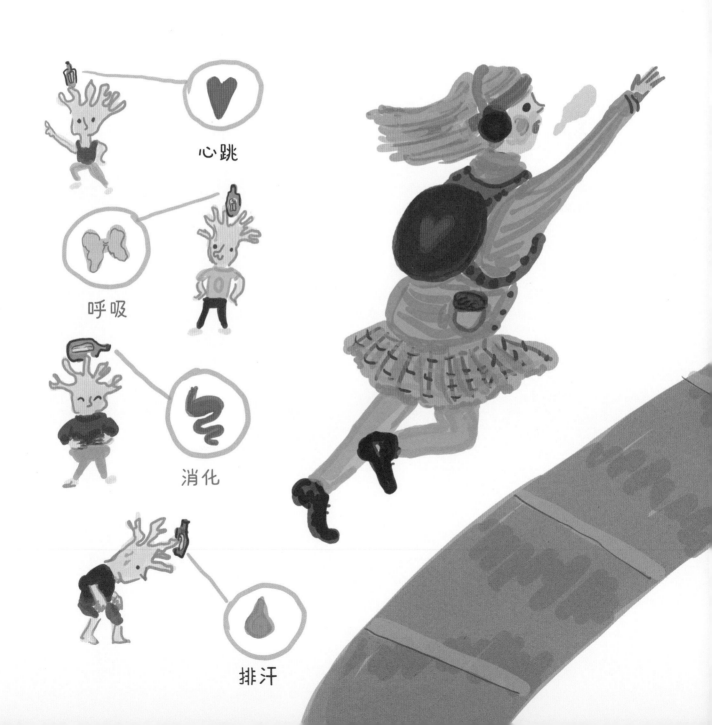

心跳

呼吸

消化

排汗

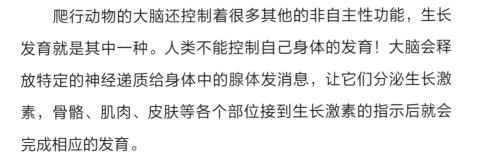

　　爬行动物的大脑还控制着很多其他的非自主性功能，生长发育就是其中一种。人类不能控制自己身体的发育！大脑会释放特定的神经递质给身体中的腺体发消息，让它们分泌生长激素，骨骼、肌肉、皮肤等各个部位接到生长激素的指示后就会完成相应的发育。

　　赶公交车这样看似简单的行为也涉及不少非自主性功能。

　　人体产生体液（唾液、眼泪、尿液等）、排汗降温（当你处在一个十分炎热的环境中或者卖力气的时候，排汗可以有效降低身体温度）以及消化食物都是由大脑自动进行协调的非自主性功能！

动起来！

从运动皮层到肌肉

如果说有一件事是处于我们掌控之中的（即使我们对此并不太在意），那就是身体各部位的运动。

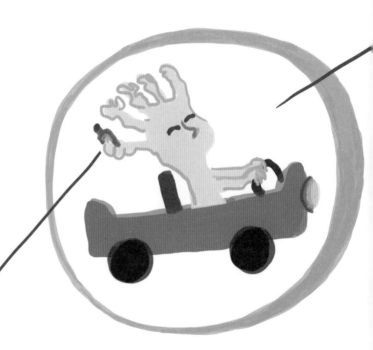

移动右手食指

人体进行的所有运动都是由一系列肌肉共同完成的，但它们可不会自己主动干活，神经元负责支配肌肉活动。只有接收到神经元发出的信号，肌肉才会动起来。

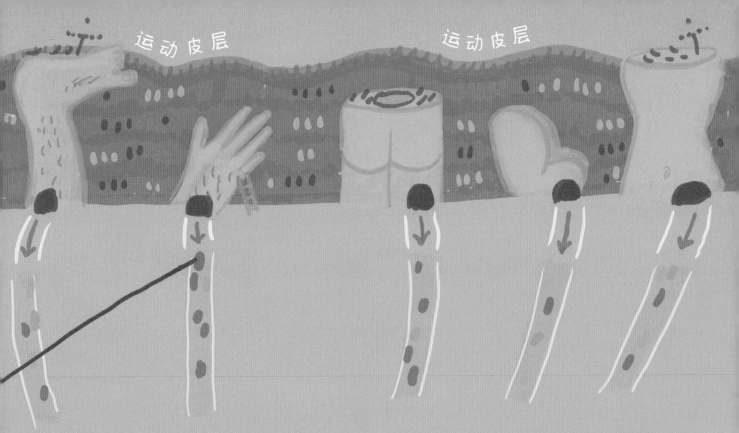

这些神经元位于大脑中一个特殊的区域：运动皮层。在大脑之城中有数个街区，每个街区上有许多不同的公寓楼。支配手部、胳膊、脚部、脖子等肌肉的神经元就住在这些公寓楼里。控制肌肉的信号从运动皮层出发，经过不同的路线到达各自的目的地。一些信号经大脑去指挥嘴巴或眼睛附近的肌肉，而另一些信号走脊髓这条捷径——脊髓位于脊柱内部，是一条真正的高速公路。

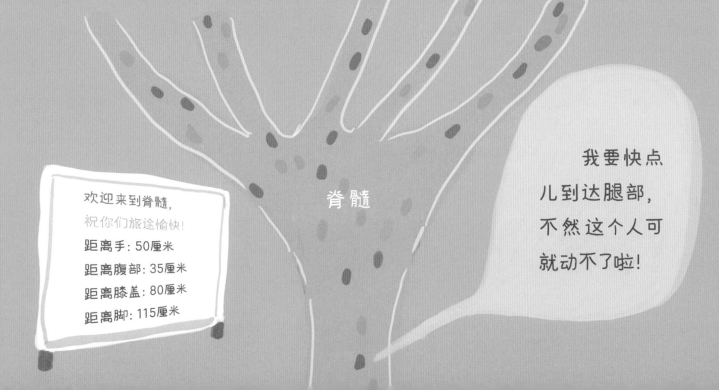

欢迎来到脊髓，
祝你们旅途愉快！
距离手：50厘米
距离腹部：35厘米
距离膝盖：80厘米
距离脚：115厘米

脊髓

我要快点儿到达腿部，不然这个人可就动不了啦！

树木在生长过程中会从树干处抽出新枝，脊髓神经从脊髓出发后也会分为多个细小的分支，这些分支不断延伸，去控制人体内部的肌纤维（肌细胞）。一包意大利面中有很多根面条，同样的，人体的每一块肌肉都由大量细小的肌纤维组成，每一组肌纤维只接收一个神经元传来的信号：这就是为什么我们的身体能够完成各种不同的动作，即便是手指这样一个相对较小的身体部位也能灵活运动。

神经信号从运动皮层传导到全身肌肉的速度可以达到惊人的 100 米每秒，也就是 360 千米每小时——简直可以与法拉利跑车的速度媲美！

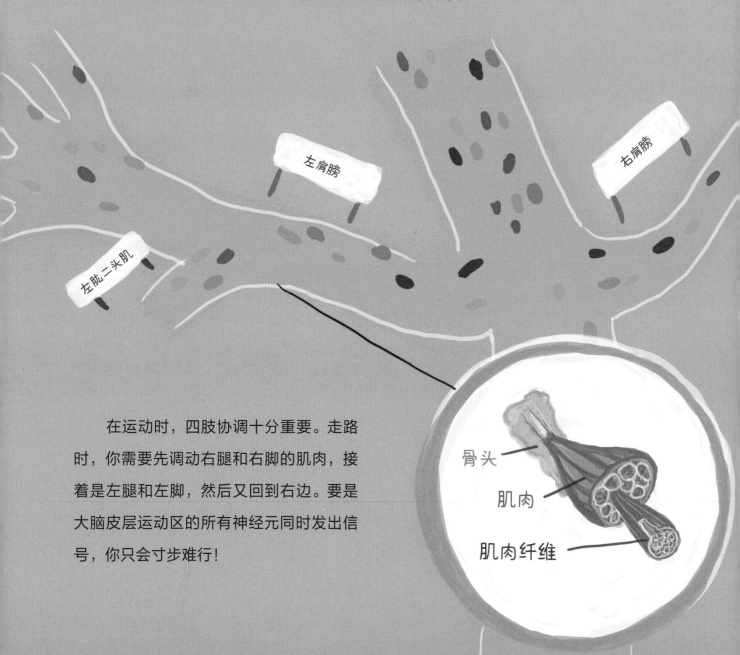

左肩膀

右肩膀

左肱二头肌

骨头

肌肉

肌肉纤维

在运动时，四肢协调十分重要。走路时，你需要先调动右腿和右脚的肌肉，接着是左腿和左脚，然后又回到右边。要是大脑皮层运动区的所有神经元同时发出信号，你只会寸步难行！

除此之外，人体需要与接收外部信息的感觉器官共同协作，才能做出许多动作。比如，当你想要从桌上拿起一支笔的时候，你的大脑会首先接收来自眼睛的视觉信息，从而确定笔的位置和笔与手之间的距离，进而判断出抓起笔所需要的动作幅度。可见，感觉器官帮助我们从周围世界接收信息，因此，它对于人体的运动来说非常重要。

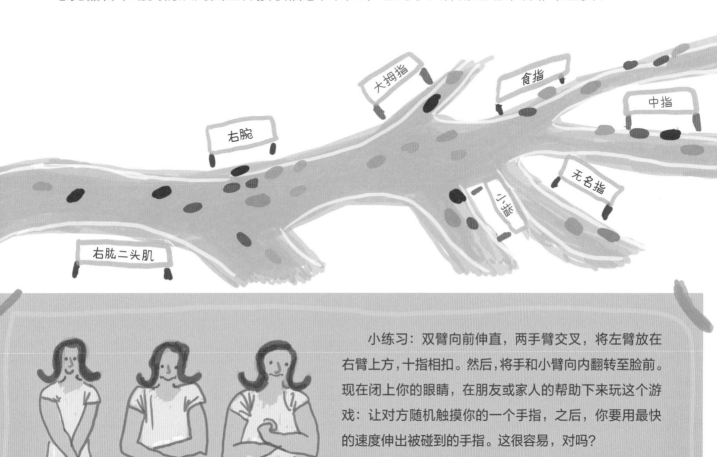

右腕　大拇指　食指　中指　无名指　小指　右肱二头肌

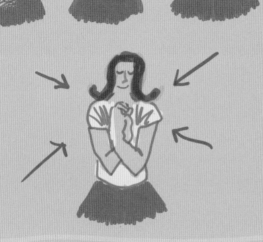

小练习：双臂向前伸直，两手臂交叉，将左臂放在右臂上方，十指相扣。然后，将手和小臂向内翻转至脸前。现在闭上你的眼睛，在朋友或家人的帮助下来玩这个游戏：让对方随机触摸你的一个手指，之后，你要用最快的速度伸出被碰到的手指。这很容易，对吗？

现在，继续闭着你的眼睛，在对方说出手指的名称后（例如"左手的中指"），伸出被提到的那根手指。这次，没有了触觉来刺激大脑，游戏是不是变难了？

你还想再试一次吗？这次睁开眼睛，看着自己的手指，按照对方的指令做出相应的动作（例如"伸出你右手的小指"）。在这种情况下，视觉非但不能帮你，反而会使你陷入困惑之中，因为你的大脑被交叉的手指所欺骗：右手在交叉后到了左边，又经过翻转……简直是一团乱麻！

外面发生了什么？

从外部世界接收信息

你肯定听说过五感：视觉、触觉、听觉、味觉和嗅觉。实际上，除了五感之外，还有一些同样重要的"感觉"：比如，感受到物品（或者空气）温度的能力，痛觉，平衡感等。你想知道自己平衡感如何吗？只需试试"金鸡独立"这个动作就可以（注意安全哟）。

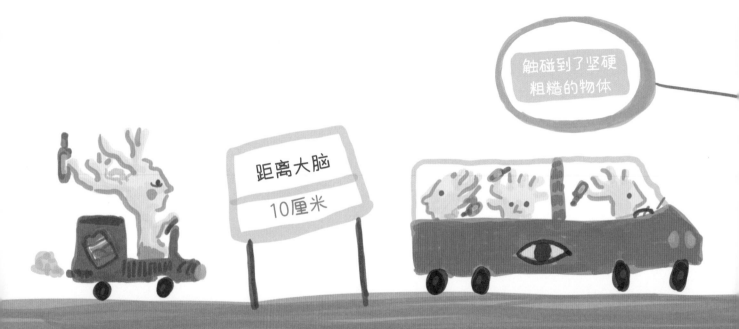

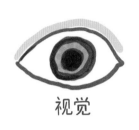
视觉

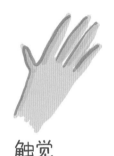
触觉

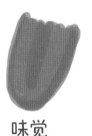
味觉

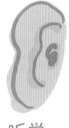
听觉

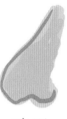
嗅觉

感觉器官十分重要，因为它们能够帮助大脑接收外部信息。当然，这些感官并非缺一不可，但要是一个都没有的话，我们就不会知道自己所在何处，身边发生了什么事情……还有我们不太喜欢的痛觉，它能让我们恰当地应对正在发生的事情：比如当你将手靠近火焰，痛觉会警告你把手移开，这样做可能会被烧伤，否则你就真的要把手放到火上了！

通向大脑的这条路上总是堵车！

其他感觉也是如此：因为听觉的存在，你能听到父母喊你去吃晚饭的声音并出声回应；因为有了味觉，你会发现一个看起来美味的水果实际上已经变质了，你不会咽下去，而是将它们吐掉。

大脑是怎么接收到这些信息的呢？你还记得将信号从运动皮层通过脊髓传达到肌肉的"高速公路"吗？其实，在相反方向的另一条神经元的帮助下，信号从人体的最外层通过神经和背部脊髓直达大脑（负责捕捉视觉、味觉和嗅觉的感觉器官除外，这些感官与大脑的距离很近，它们传递的信息可以直接被大脑捕捉，不需要经过脊髓）。

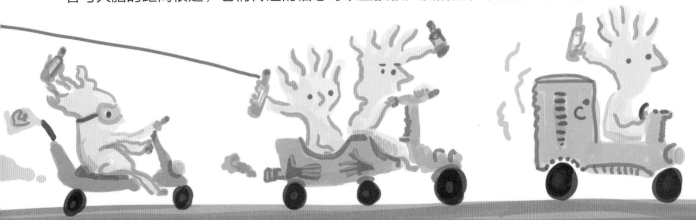

我们做动作的时候，不同的行车道搭载各种各样的信号通向不同的肌肉。而当我们调动起感官的时候，也有许多通向不同感官的行车道。无论何时，感受器都是这些行车道上的第一站：感受器先将来自外部的信息翻译成一个个信号，之后神经元再将这些信号传递出去。

几乎每一个感觉都有自己的感受器，根据分工的不同，各个感受器之间也有所差别：例如，舌头上的味蕾能够分析食物和饮料中的成分，让我们感受到味道；眼睛中有视觉感受器（呈锥形或棒型），这些感受器将光的强弱和颜色转化成神经元可以接收的信息。其他的感觉器官也是在感受器的帮助下工作的：感受器首先捕捉信息，之后在神经元和神经的帮助下，将这些信息发送至大脑。

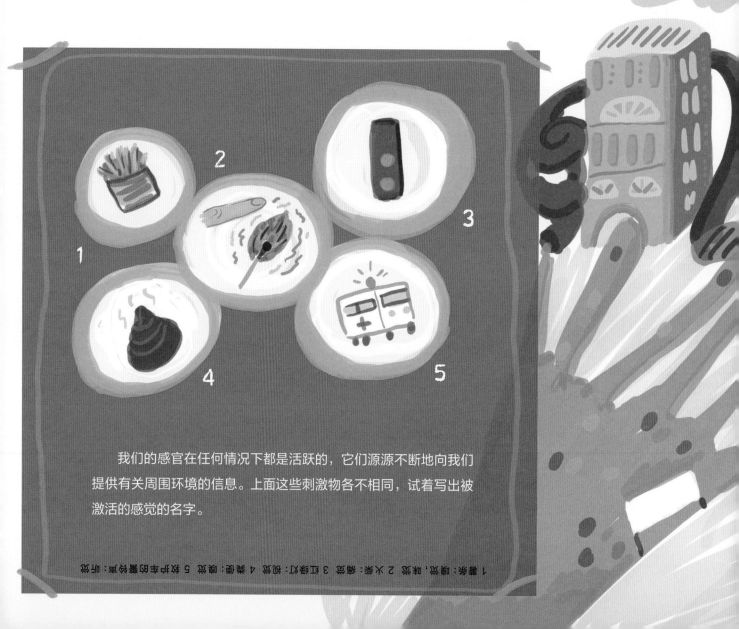

我们的感官在任何情况下都是活跃的，它们源源不断地向我们提供有关周围环境的信息。上面这些刺激物各不相同，试着写出被激活的感觉的名字。

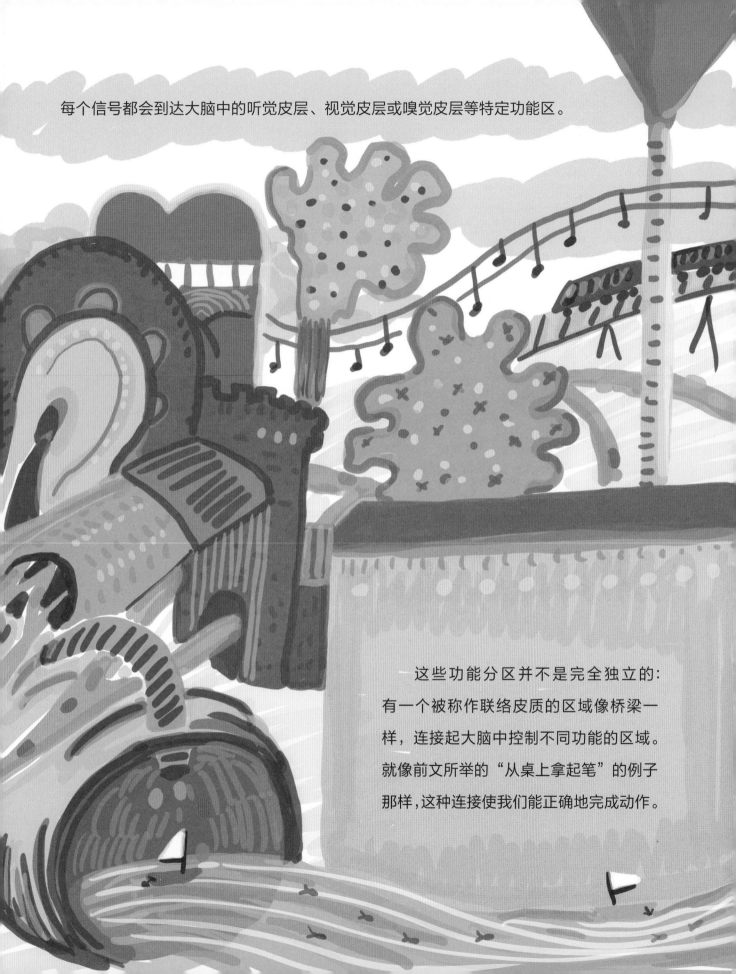

每个信号都会到达大脑中的听觉皮层、视觉皮层或嗅觉皮层等特定功能区。

这些功能分区并不是完全独立的：有一个被称作联络皮质的区域像桥梁一样，连接起大脑中控制不同功能的区域。就像前文所举的"从桌上拿起笔"的例子那样，这种连接使我们能正确地完成动作。

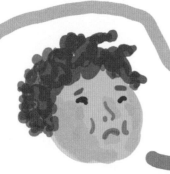

这些表情是在什么情况下产生的呢?
来连连看吧!

激动人心!

大脑的功能、结构和自我控制

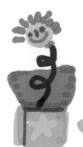

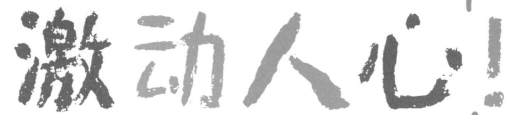

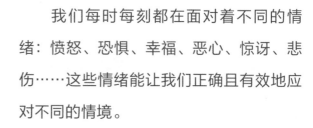

我们每时每刻都在面对着不同的情绪:愤怒、恐惧、幸福、恶心、惊讶、悲伤……这些情绪能让我们正确且有效地应对不同的情境。

情绪是人类进化的产物,即使是那些看上去负面的情绪也非常重要。例如:恐惧可以帮助我们规避危险,悲伤则能向他人表明我们需要帮助。

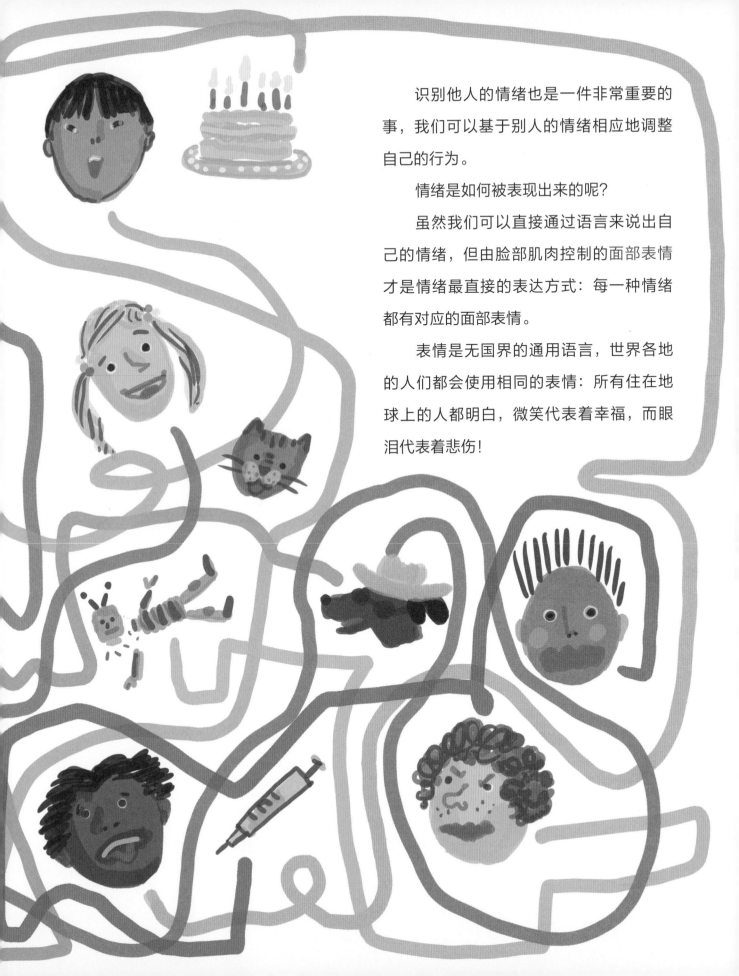

识别他人的情绪也是一件非常重要的事，我们可以基于别人的情绪相应地调整自己的行为。

情绪是如何被表现出来的呢？

虽然我们可以直接通过语言来说出自己的情绪，但由脸部肌肉控制的面部表情才是情绪最直接的表达方式：每一种情绪都有对应的面部表情。

表情是无国界的通用语言，世界各地的人们都会使用相同的表情：所有住在地球上的人都明白，微笑代表着幸福，而眼泪代表着悲伤！

情绪是由外部刺激或内部感知（如记忆）来激活脑中的不同结构而产生的，这些结构各有自己的作用：

下丘脑负责心跳、呼吸等人体的非自主性功能。下丘脑仿佛是个侦探，一直在兢兢业业地寻找人体中改变的或者缺少的东西：如果我们很久没有进食，血液中糖的含量就会下降，下丘脑就会发现，并让我们产生饿的感觉。因此，情绪的表达和由情绪引发的身体反应（如焦虑时出汗和心率加快）十分重要。

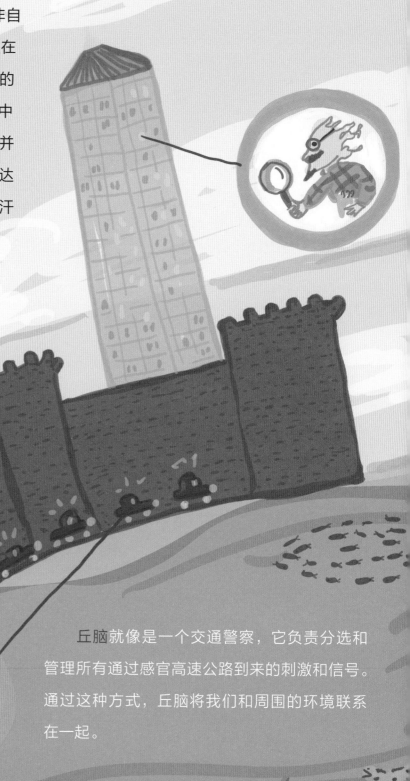

丘脑就像是一个交通警察，它负责分选和管理所有通过感官高速公路到来的刺激和信号。通过这种方式，丘脑将我们和周围的环境联系在一起。

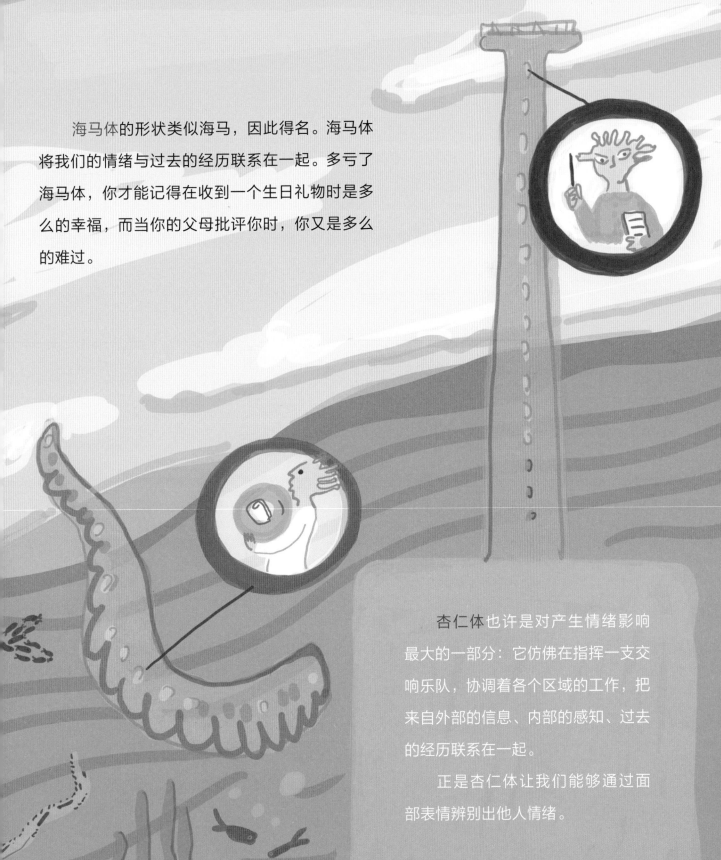

海马体的形状类似海马，因此得名。海马体将我们的情绪与过去的经历联系在一起。多亏了海马体，你才能记得在收到一个生日礼物时是多么的幸福，而当你的父母批评你时，你又是多么的难过。

杏仁体也许是对产生情绪影响最大的一部分：它仿佛在指挥一支交响乐队，协调着各个区域的工作，把来自外部的信息、内部的感知、过去的经历联系在一起。

正是杏仁体让我们能够通过面部表情辨别出他人情绪。

对情绪的感知是很重要的，也是一个自然而然的过程，这个能力几乎是与生俱来的。学会控制情绪，以及控制不同情绪下的行为也同样重要——即使我生某人的气，我也不能打他；虽然我不喜欢这门课程，但我也不能打哈欠和伸懒腰，或者跑去院子里玩……

大脑中被称作前额叶皮质的区域（它位于大脑前额附近，因此得名）负责控制人类的行为，赋予人自控力。它是大脑之城中最新修建的街区之一。和其他动物相比，人类的前额叶皮质更大，功能更强大。这一区域属于人类大脑中最晚发育的部分，伴随人类生长逐渐发育完成。

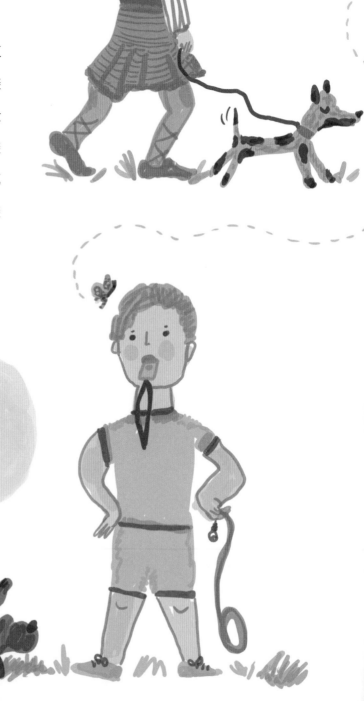

这个人类为什么要一直吹哨子呢？我只想玩耍，在草中打滚！

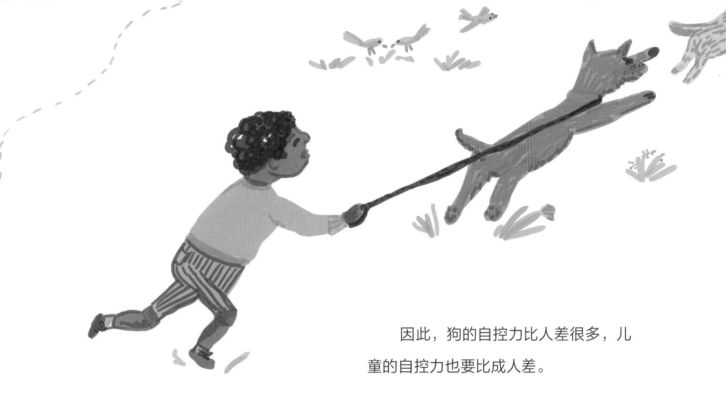

因此，狗的自控力比人差很多，儿童的自控力也要比成人差。

不过，就像我们大脑中所有其他区域一样，前额叶皮质可以被锻炼，学习如何更好地工作！

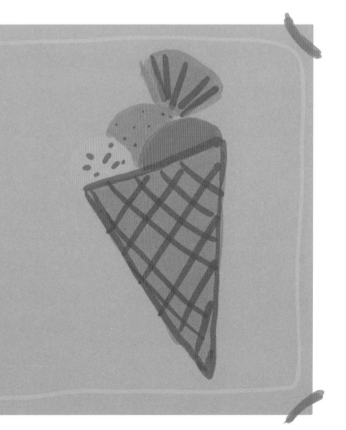

当你正处在抓狂失控的边缘，或为了某件事焦虑生气时，不妨换个思路。因为当你过分关注某种情绪时，它会变得更加强烈。如果你能试着转移注意力，这种情绪可能会消失或者减弱。

有很多方法可供你使用，比如试着回想一件让你感到幸福的事：闭上你的眼睛，集中注意力，试着回想当时的每一个细节和你快乐的心情。你也可以把注意力集中在呼吸这件简单的事情上：闭上双眼，吸气时，让思绪跟随着空气进入鼻腔，直到肚子，呼气时再从腹部回到鼻子。

当你关注其他事情时，你就可以远离那些令人不快的情绪！

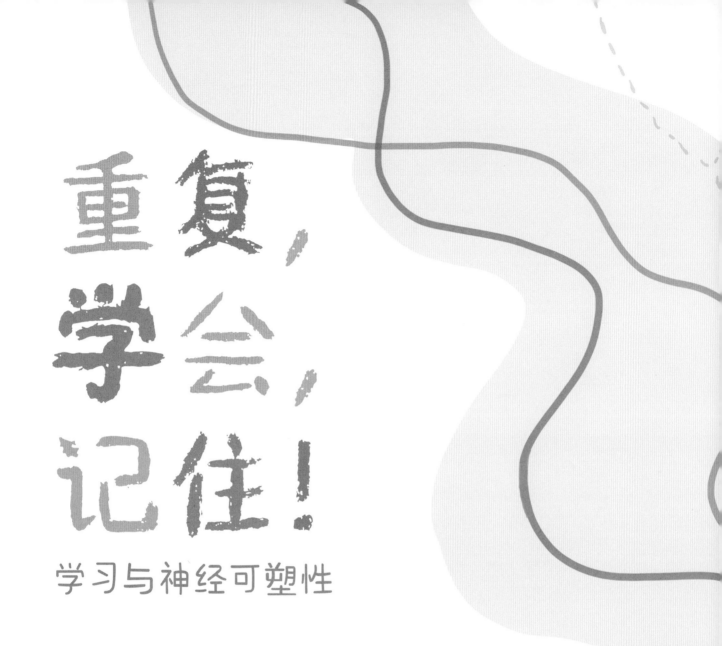

重复，学会，记住！

学习与神经可塑性

我们是如何学习一个新技能的？

你还记得你是怎么学会骑自行车的吗？为了不失去平衡，你得时刻全神贯注，尽管如此，你有时还是会摔倒！这再正常不过了，就像所有其他事情一样，你需要不断练习。虽然骑自行车是身体活动，但大脑也在这个过程中得到了锻炼：正是那些控制平衡的神经元和控制大腿、胳膊肌肉的神经元在学习骑自行车。

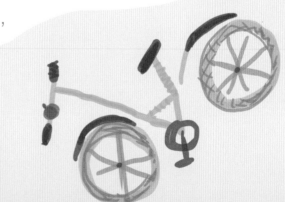

我们的大脑并不是一成不变的，而是会根据我们对它的开发程度而变化。好比你在健身房锻炼后，肌肉会变得更大，同样的，如果我们有意去锻炼大脑，大脑之城的街区也会扩张。

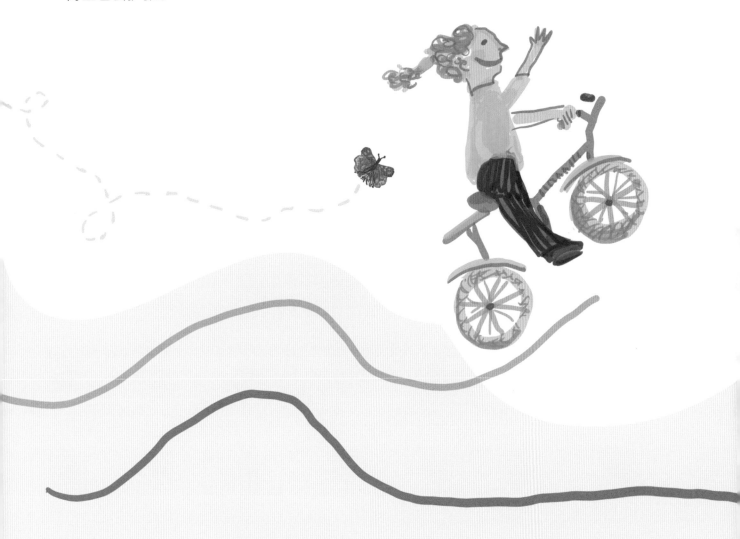

学习弹钢琴可以激活控制双手肌肉的神经元，渐渐地，你的双手会变得更加协调，弹得更流畅；阅读能够激活大脑语言区域内的神经元，这一区域的神经元被激活后，便能进一步提高你的阅读速度。

根据我们所做事情的不同，大脑会做出相应的改变，这种特性也被称作神经可塑性：神经指的是神经元，可塑性指的是它可以被改变——就像橡皮泥一样！

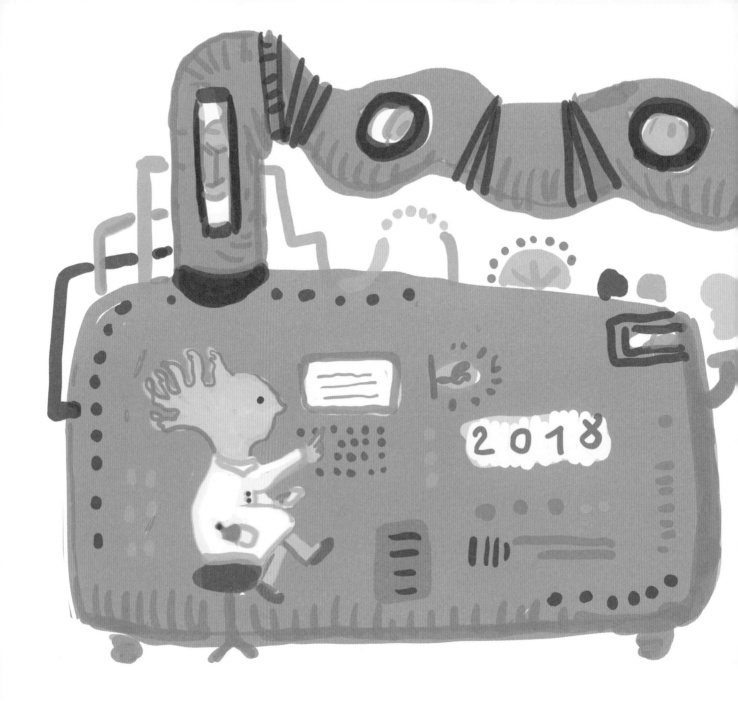

　　当你锻炼大脑中的某一个区域时，会带来两种改变：一方面，为了完成一项困难的工作，大脑需要更多的"工人"，因此，神经元的数量会增加；另一方面，神经元之间会更频繁地交流沟通，这样一来，事情往往可以做得更快、更好。

　　神经可塑性也会参与到记忆的过程中，它能让你记住那些你学会的东西。举个例子，你在学习写字时，不需要每天从零开始，因为之前学习过的东西你已经记住了。这个原理有点像让电影从上次暂停的位置开始继续播放。

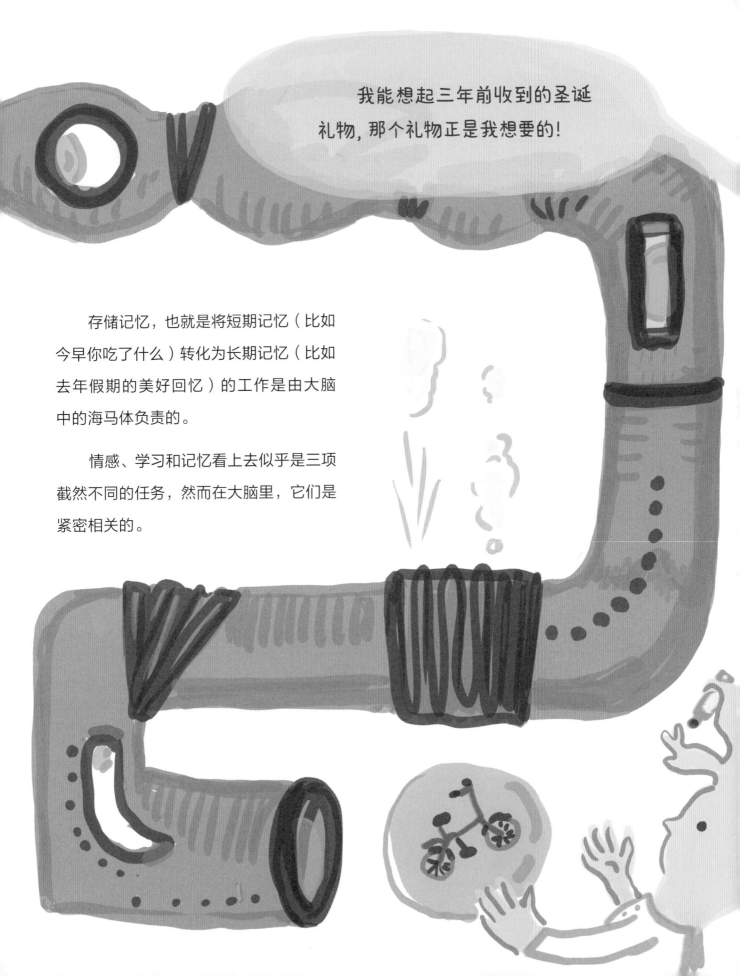

我能想起三年前收到的圣诞礼物，那个礼物正是我想要的！

存储记忆，也就是将短期记忆（比如今早你吃了什么）转化为长期记忆（比如去年假期的美好回忆）的工作是由大脑中的海马体负责的。

情感、学习和记忆看上去似乎是三项截然不同的任务，然而在大脑里，它们是紧密相关的。

大脑是一台复杂的机器，它会成长、学习和自我开发。大脑赋予我们行动自如的能力，让我们可以感知到外部世界，产生情感，进行思考和回忆——大脑是名副其实的宝藏！多亏了大脑之城中无数居民的工作，我们才能成为今天的模样！

我们只对大脑进行了初步介绍，关于它的发育过程以及具体功能仍有许多不为人知的秘密……也许有一天，你会揭开这些谜团，成为脑科学届的一颗新星！

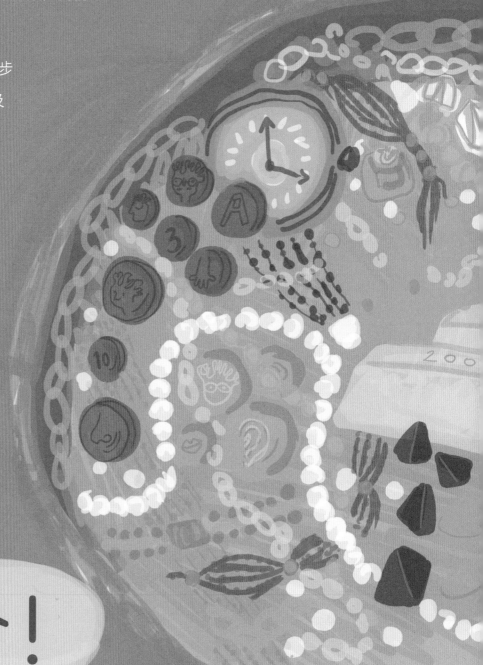

再会！

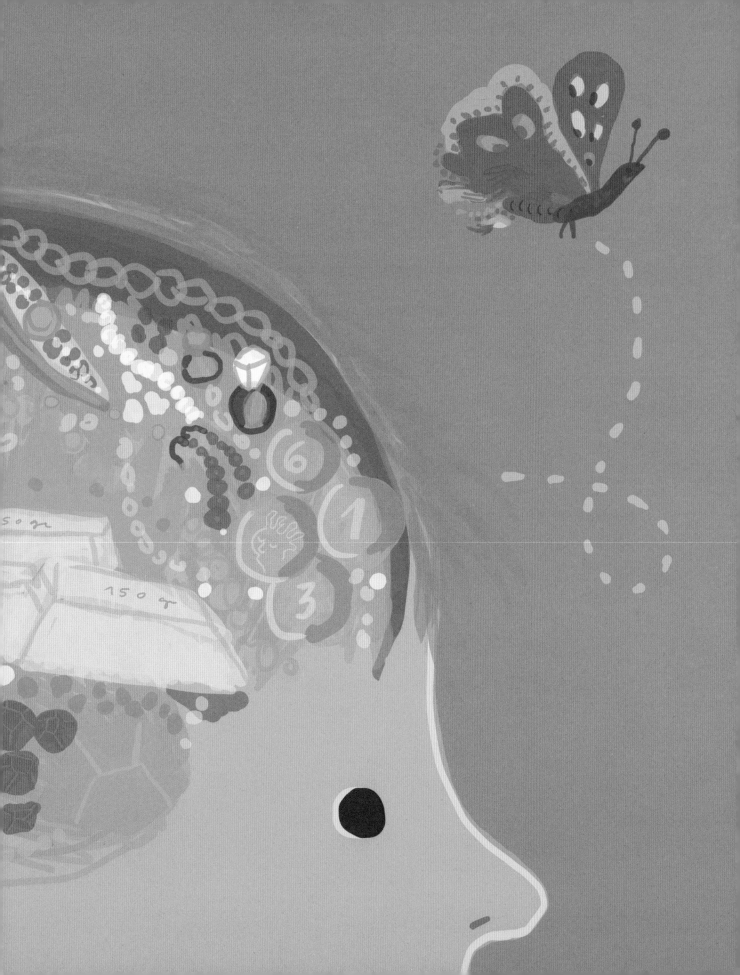

词汇表

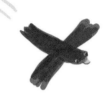

哺乳动物
胎生并用乳汁哺育初生幼子的动物，人类也属于哺乳动物。

大脑半球
大脑由两个大脑半球组成。

大脑皮层
大脑皮层位于大脑最外层，从进化论角度来看，大脑皮层是最晚发育出来的部分。

非自主性功能
非人体直接控制的、无意识情况下产生的身体活动。

感受器
将来自外界的刺激转化为神经元信号的结构。

海马体
大脑中负责储存记忆的部分。

激素
控制一个或多个非自主性功能的物质。

脊髓
神经元信号经这个身体结构，快速从大脑移动到身体其他部位。

进化
植物和动物在几百万年间的变化过程。

面部表情
嘴、鼻子、额头等面部肌肉的共同运动。

频率
单位时间内某一事件发生的次数。频率高的事件表示经常发生，频率低的事件表示很少发生。

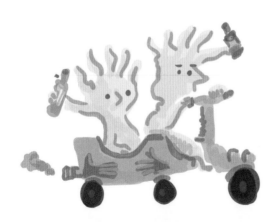

器官

一群细胞联合在一起，具备某些特定功能。心脏、肝脏、肺部等都是人体器官。

情绪

大脑针对一个事件、想法或回忆产生的反应。

神经

神经是由神经纤维构成的组织，把脑和脊髓的兴奋传给各个器官，或把各个器官的兴奋传给脑和脊髓。

神经递质

神经元通过交换神经递质这种物质来相互交流。

神经可塑性

根据受到的训练，大脑随着时间的推移产生变化的现象。

神经元

构成大脑的多种细胞之一。

头骨

包围和保护大脑的骨骼组织。

细胞

组成人类、植物和动物的最小单位。

下丘脑

调节人体内脏活动、内分泌功能和情绪行为等的中枢。

腺体

分泌特殊物质的人体组织。

消化

经过这一过程，我们吃下去的食物被分解成更小的部分，以便于给身体提供能量。

杏仁体

负责产生情绪的大脑区域。

学习

通过这个过程，人们可以学会新东西。

自我控制

规范自己的行为或者本能反应的能力。

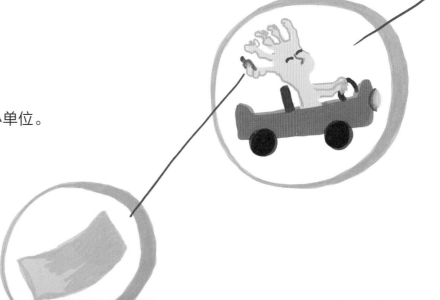

谨以此书献给 N，N 无尽的好奇心启发了这本书的创作。

谨以此书献给 M，感谢 M 对我的支持和督促。

感谢奥尔加·普乔尼教授对于《动起来》这章中小练习的建议。

——马尔塞洛·图尔科尼

图书在版编目（CIP）数据

大脑运转的秘密 /（意）马尔塞洛·图尔科尼著；
（意）阿莱格拉·阿利亚尔迪绘；袁茵译. 一 昆明：晨
光出版社，2024.3
ISBN 978-7-5715-1993-3

Ⅰ.①大…　Ⅱ.①马…②阿…③袁…　Ⅲ.①脑科学
－儿童读物　Ⅳ.①R338.2-49

中国国家版本馆 CIP 数据核字（2023）第 078185 号

Original Italian title: Ccome cervello. Neuroscienze per lettori curiosi, by Marcello Turconi and
Allegra Agliardi
Copyright © 2021 Nomos Edizioni, Busto Arsizio, ITALY
All rights reserved in all countries by Nomos Edizioni
Simplified Chinese rights arranged through CA-LINK International LLC (www.ca-link.com)

著作权合同登记号　图字：23-2023-045 号

Danao Yunzhuan De Mimi

大脑运转的秘密

〔意〕马尔塞洛·图尔科尼 著　〔意〕阿莱格拉·阿利亚尔迪 绘　袁茵 译

出 版 人	杨旭恒
选题策划	禹田文化
责任编辑	李　洁
项目编辑	卢奕彤
营销编辑	张玉煜
版权编辑	张静怡　张烨洲
装帧设计	张　然
责任印制	盛　杰

出版发行	晨光出版社
地　　址	昆明市环城西路 609 号新闻出版大楼
邮　　编	650034
发行电话	（010）88356856　88356858
印　　刷	北京顶佳世纪印刷有限公司
经　　销	各地新华书店
版　　次	2024 年 3 月第 1 版
印　　次	2024 年 3 月第 1 次印刷
印　　张	3.5
开　　本	210mm×258mm　16 开
I S B N	978-7-5715-1993-3
字　　数	50 千
定　　价	65.00 元

退换声明：若有印刷质量问题，请及时和销售部门（010-88356856）联系退换。

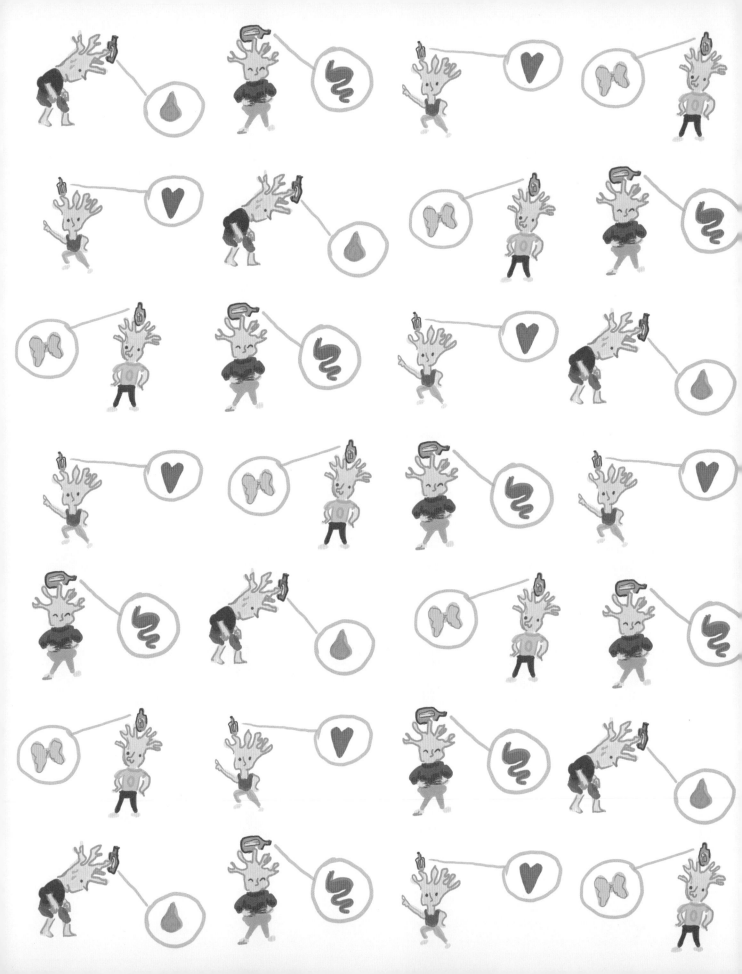